MW00512541

KETO GOLOSINAS DE DIETA Y POSTRES RECETAS NUEVAS

2021

27 recetas que incluyen varios pasteles, pasteles y tarts, el libro de receta más tardío para perder peso y conseguir sano sin habiendo demasiados sacrificios. Cookbook Creó con Amor.

KETO EASY AMERICA

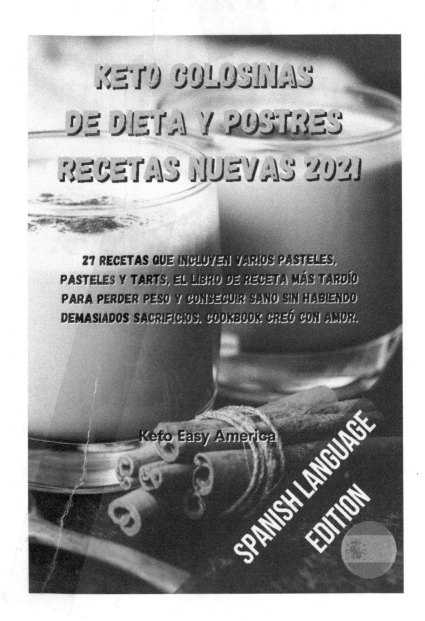

KETO GOLOSINAS
DE DIETA Y POSTRES
RECETAS NUEVAS 2021

27 RECETAS QUE INCLUYEN VARIOS PASTELES,
PASTELES Y TARTS, EL LIBRO DE RECETA MÁS TARDÍO
PARA PERDER PESO Y CONSEGUIR SANO SIN HABIENDO
DEMASIADOS SACRIFICIOS. COOKBOOK CREÓ CON AMOR.

Keto Easy America

SPANISH LANGUAGE
EDITION

Mesa de Contenidos

DESCRIPCIÓN 9

DELICADEZAS PEQUEÑAS 11

....11

PEPPERMINT ALBÓNDIGAS 14

EL CHOCOLATE CUBRIÓ CHEESECAKES 18

VASO DE MAPLE NUEZ CARAMEL 22

TOFFEE CORTEZA DE ALMENDRA 25

MACADAMIA COCO TRUFFLES 28

MANTEQUILLA DE CACAHUETE Y TAZAS DE MERMELADA .30

LIMA DE SANDÍA GUMMIES 34

LIGERO Y TASTY GALLETAS 37

TROZO-Y-COCER VANILLA WAFERS 38

AMARETTI 42

GALLETAS DE MANTEQUILLA DEL CACAHUETE PARA DOS .46

GALLETAS DE QUESO DE LA CREMA 49

CHEWY GALLETAS DE CHOCOLATE DOBLE 52

TASTY BARRAS 54

NO-COCER CHOCOLATE OATMEAL BARRAS 56

BARRAS DE GALLETA DEL AZÚCAR 60

LÁCTEO-BARRAS DE MANTEQUILLA DE CACAHUETE LIBRES **64**

NO-COCER ARÁNDANO CHEESECAKE BARRAS **68**

UNO-BOL BROWNIES **72**

PASTELES SUPERIORES **74**

MINI NO-COCER LIMÓN CHEESECAKES **76**

TIRAMISU PASTEL DE HOJA **80**

PASTEL DE CHOCOLATE DE COCINA LENTO **84**

FUNFETTI MUG PASTELES **87**

PASTEL DE MANTEQUILLA HOLANDESA **90**

TARTS Y PASTELES **92**

MOCHA PASTEL DE CREMA **94**

COCO CUSTARD PASTEL **97**

REQUESÓN DE LIMÓN TARTLETS **100**

LÁCTEO-FRUTA LIBRE TARTS **104**

AVELLANA DE CHOCOLATE BROWNIE PASTEL **107**

La información en las páginas siguientes es en términos generales consideró una cuenta veraz y cuidadosa de hechos y cuando tal, cualquier inattention, uso, o abuso de la información en cuestión por el lector render cualesquier acciones resultantes sólo bajo su purview. No hay ningún escenario en qué el editor o el autor original de este trabajo puede ser en cualquier moda consideró propensa para cualquier trance o avería que poder befall les después de emprender la información describió herein.

Además, la información en las páginas siguientes está pretendida sólo para propósitos informativos y así tendría que ser pensado de tan universal. Cuando befitting su naturaleza, está presentado sin garantía con respecto a su validez prolongada o calidad interina. Marcas que está mencionado está hecho sin consentimiento escrito y puede en ninguna manera ser considerado una aprobación del titular de marca.

DESCRIPTION

☆ *55% OFF for BookStore NOW at $ 27,95 instead of $ 38,95!* ☆

Are you interested in losing weight easily

WITHOUT HAVING TO HAVE A LOT OF REUNIONS?

Keto Diet Sweets and Desserts is the right guide for you.
28 quick and easy recipes to enjoy day by day.

Eat well to feel healthy.

.

Buy is NOW and let your Customers get addicted to this amazing book!

Compra es AHORA y dejar vuestros Clientes consiguen adictos a este libro asombroso!

DELICADEZAS
PEQUEÑAS

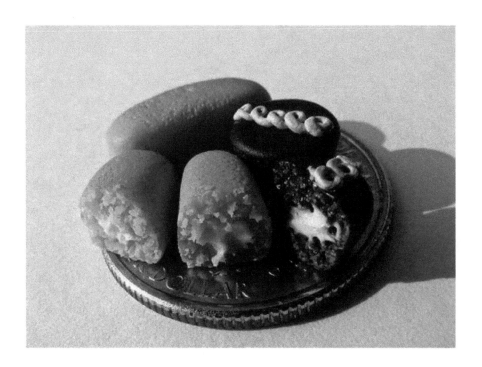

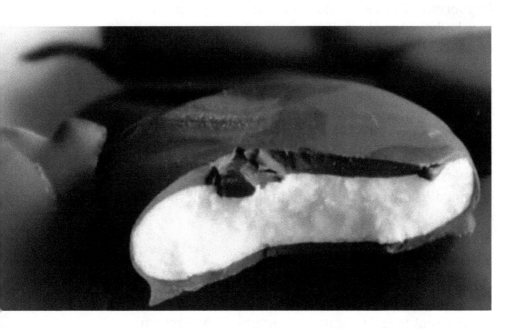

PEPPERMINT ALBÓNDIGAS

Cosecha: 12 patties (1 por servir)
Prep Tiempo: 20 minutos
Tiempo de cocinero: 5 minutos

Inactive Tiempo: 2 horas utilicé para encantar York Peppermint Patties—todo aquel brillante peppermint sabor enrobed en chocolate oscuro.

Quién lo supo sería tan fácil de hacer vuestro azúcar propio-libre y lácteo-versión libre?

Oh, y quizás tendría que decir guilt-libre, también.

½ Aceite de coco de la taza, ligeramente suavizó 2 tablespoons crema de coco (de un puede de leche de coco; ve Consejo) ½ la taza pulverizó erythritol-basado sweetener 1 cucharilla peppermint extracto 3 azúcar de onzas-chocolate oscuro libre, chopped ½ onza cacao mantequilla, o 1 tablespoon aceite de coco.

SWEETENER OPCIONES:

Un bulk sweetener es importante aquí porque da el peppermint mezcla alguna estructura. Y quieres un pulverizado, o confectioners'-estilo, sweetener para evitar grittiness.

1. En un bol de medio, batió el aceite de coco y crema de coco con un eléctrico
mixer Hasta liso.

2. Añadir el sweetener y peppermint extracto y batió hasta que bien combinó.

3. Línea una hoja de cocer con papel de cera o papel de pergamino.

Dollop Un heaping tablespoon de la mezcla al papel y extendido él a un círculo de 1 pulgadas.

Repite con la mezcla restante y congelación hasta firme, aproximadamente 2 horas.

4. En un heatproof el bol puesto sobre una cacerola de apenas simmering agua, fundir el chocolate y cacao la mantequilla junta, barajando hasta liso.

Sacar la cacerola del calor.

5. Trabajando con uno patty a la vez y manteniendo el otro patties en el congelador para quedarse firme, gota un patty al chocolate fundido.

Toss A abrigo bien y ascensor fuera con un tenedor, tocando el tenedor firmemente en el borde del bol para sacar el Chocolate sobrante.

6. Sitio el patty en un papel de cera o papel de pergamino— tacharon cocer hoja y dejar puesto.

Repite con el restante patties.

INSTRUCCIONES de ALMACENAMIENTO:

Estos peppermint patties durará para hasta 2 Semanas en la nevera, si les puedes resistir que mucho tiempo! También pueden ser almacenados en el congelador para hasta un mes, a pesar de que el color del recubrimiento de chocolate puede girar un poco gris una vez congelado.

CONSEJO: *crema de Coco es la parte gruesa de la leche de coco que aumentos a la parte superior del puede. Sencillamente exclusiva él fuera en tablespoons y nivelarlo fuera, cuidando a no conseguir cualquiera del agua de coco delgada debajo.*

No quieres la crema de coco chilled, crema tan fría sería demasiado dura de batir al aceite de coco.

INFORMACIÓN NUTRITIVA

CALORÍAS: 126 | GRASA: 13.6PROTEÍNA | de g: 0.4g |
CARBS: 2.9FIBRA | de g: 1.4g | ERYTHRITOL: 11.5g

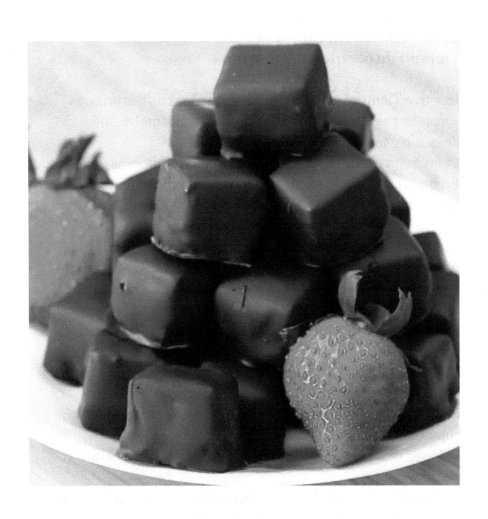

El chocolate CUBRIÓ CHEESECAKES

Cosecha: 24 truffles (2 por servir)
Prep Tiempo: 20 minutos
Tiempo de cocinero: 5 minutos

Inactive Tiempo: 3 a 4 horas Estos fáciles truffles era una sorpresa pegada con mis niños, quiénes normalmente desairan cheesecake.

Cuando un experimento, puse algunos frambuesas congeladas En unos cuantos de ellos, y aquellos eran incluso más populares.

Altamente recomiendo que poca variación!

1 (8-onza) queso de crema del paquete, taza ¼ suavizada (½ palo) unsalted mantequilla, la taza ½ suavizada pulverizó erythritol-basado sweetener ½ cucharilla vanilla extracto 4 azúcar de onzas-chocolate oscuro libre, chopped ¾ onza cacao mantequilla, o 1½ tablespoons aceite de coco

SWEETENER OPCIONES:

El cheesecake el relleno realmente puede ser sweetened con cualquier sweetener te gusta.

1. Línea una hoja de cocer con papel de cera o papel de pergamino.

2. En un bol grande, batió el queso de crema y mantequilla con un eléctrico mixer hasta que bien combinó.

Bate en el sweetener y vanilla extracto hasta liso.

3. Utilizando manos mojadas, corro la mezcla a pelotas de 1 pulgadas y sitio en el tachado

Cociendo hoja.

Congelación hasta firme, 3 a 4 horas.

4. En un heatproof el bol puesto sobre una cacerola de apenas simmering agua, fundir el chocolate y cacao la mantequilla junta, barajando hasta liso.

Sacar la cacerola del calor.

5. Trabajando con una pelota a la vez y manteniendo las otras pelotas en el congelador para quedarse firme, gota una pelota al chocolate fundido.

Toss A abrigo bien y ascensor fuera con un tenedor, tocando el tenedor firmemente en el borde del bol para sacar el Chocolate sobrante.

6. Sitio la pelota en un papel de cera o papel de pergamino–tacharon cocer hoja y

Deja para poner.

Repite con el restante cheesecake pelotas.

7. Llovizna cualquier chocolate restante decoratively sobre el coated pelotas.

INSTRUCCIONES de ALMACENAMIENTO:

Estos truffles es más mantenido en la nevera, dónde Durarán para hasta 5 días.

Aun así, tienen el sabor mejor y la consistencia cuándo servida en temperatura de habitación, así que ser seguro para dejarles sentar fuera un poco antes de comer.

También pueden ser congelados para hasta un mes, a pesar de que el recubrimiento de chocolate puede girar un poco gris una vez congelado.

INFORMACIÓN NUTRITIVA

CALORÍAS: 146 | GRASA: 13.5PROTEÍNA | de g: 1.6g |
CARBS: 4.6FIBRA | de g: 1.9g | ERYTHRITOL: 12g

VARIACIÓN:

FRAMBUESA CHEESECAKE MORDISCOS

Seguir las direcciones en la página opuesta, pero formar el
cheesecake pelota alrededor de una frambuesa congelada
(utilizando 24 frambuesas en todo).
Puedes hacer este más fácilmente por flattening el cheesecake
pelota a un disco y entonces colocando la frambuesa en el
centro y plegando el disco alrededor lo.
Procede para congelar y entonces inmersión en el chocolate
fundido cuando dirigió.

INFORMACIÓN NUTRITIVA

CALORÍAS: 148 | GRASA: 13.5PROTEÍNA | de g: 1.7g |
CARBS: 5.2FIBRA | de g: 2.2g | ERYTHRITOL: 12g

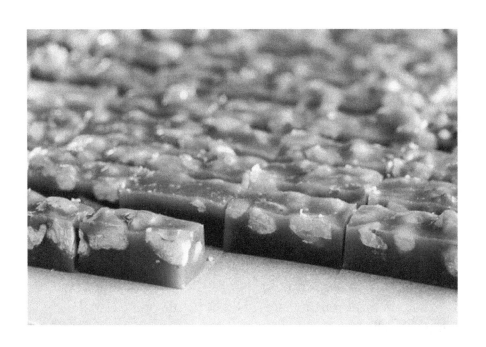

VASO DE MAPLE NUEZ CARAMEL

Cosecha: 12 tazas (1 por servir)
Prep Tiempo: 5 minutos
Tiempo de cocinero: 5 minutos

Inactive Tiempo: 1 hora lo Falsifica 'til lo haces, cuando dicen. No toco real maple jarabe, pero un poco maple el extracto me dejo para disfrutar uno de mis sabores favoritos. ½ Taza (1 palo) salted mantequilla 4 coco de onzas taza ¼ de mantequilla pulverizó erythritol basó
sweetener 1 cucharilla yacón jarabe (opcional, para color y sabor) 2½ cucharillas maple taza ¼ de extracto chopped tostó nueces

SWEETENER OPCIONES:

Estas tazas no confían en bulk para consistencia, así que cualquier sweetener hará.
1. Línea un mini muffin cacerola con 12 silicona o papel de pergamino liners.
2. En un medio saucepan sobre calor bajo, fundir la mantequilla y mantequilla de coco junta, barajando hasta liso.
3. Whisk En el sweetener, yacón jarabe (si utilizando), y maple extracto. Revuelo en el tostó nueces.
4. Dividir la mezcla entre el tachado mini muffin tazas y refrigerate hasta firmes, aproximadamente 1 hora.

INSTRUCCIONES de ALMACENAMIENTO:

Esta necesidad de tazas para quedar refrigerated para el Consistencia mejor y durará para hasta 2 semanas. También pueden ser congelados para hasta
Un mes.

INFORMACIÓN NUTRITIVA

CALORÍAS: 150 | GRASA: 14.7PROTEÍNA | de g: 1.4g | CARBS: 3.2FIBRA | de g: 1.9g | ERYTHRITOL: 5g

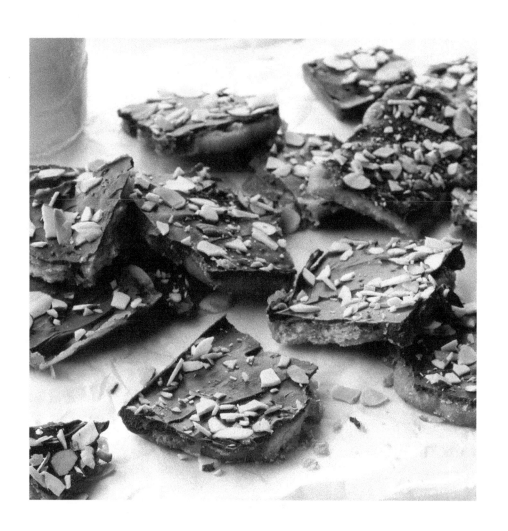

TOFFEE CORTEZA de ALMENDRA

Cosecha: 12 servings (aproximadamente 1 onza por servir)
Prep Tiempo: 5 minutos
Tiempo de cocinero:15 minutos

Inactive Tiempo: 50 Recubrimiento de minutos las almendras con azúcar-libre

toffee Toma corteza de almendra a un nivel nuevo entero.
Esta golosina trata era un golpe enorme en Eve celebración de nuestro Año Nuevo este año pasado.

3 tablespoons granulado erythritol-basado sweetener 2 tablespoons salted mantequilla 1 taza cucharilla de almendras ¼ crudas vanilla Pizca de extracto de sal 6 azúcar de onzas-chocolate oscuro libre, chopped ½ onza cacao mantequilla, o 1 tablespoon aceite de coco

SWEETENER OPCIONES:

Triste, niños, pero sólo granulados erythritol o un erythritol blend hará aquí.
Es imposible de hacer azúcar-libre toffee con cualquier otro sweetener.
Me creo, I'vetried!
1. Línea una hoja de cocer con papel de pergamino.
2. En un medio saucepan encima calor de medio, combinar el sweetener y mantequilla, barajando hasta el sweetener disuelve.
Añadir las almendras y traer a un hervir.

Cocinero sin barajar hasta la mantequilla oscurece a un color de ámbar rico, 5 a 7 minutos.

3. Saca del calor y revuelo en el vanilla extracto y sal. Extendido las almendras en una capa sola en el tachado cociendo hoja y dejar fresco para 20 minutos.

Rotura arriba de las almendras con vuestras manos.

4. En un heatproof el bol puesto sobre una cacerola de apenas simmering agua, fundir el chocolate y cacao la mantequilla junta, barajando hasta liso.

Añadir las almendras y toss a abrigo bien.

Extendido esta mezcla en el mismo pergamino-tachó cocer hoja a aproximadamente 9 plaza de pulgadas.

5. Refrigerate Hasta que puesto, aproximadamente 30 minutos.

Rotura a piezas con vuestros dedos.

INSTRUCCIONES de ALMACENAMIENTO:

Esta corteza es bien en el contador para hasta una semana. También puedes almacenar él en la nevera.

INFORMACIÓN NUTRITIVA

CALORÍAS: 153 | GRASA: 13.9PROTEÍNA | de g: 3.3g | CARBS: 8.3FIBRA | de g: 4.3g | ERYTHRITOL: 6.8g

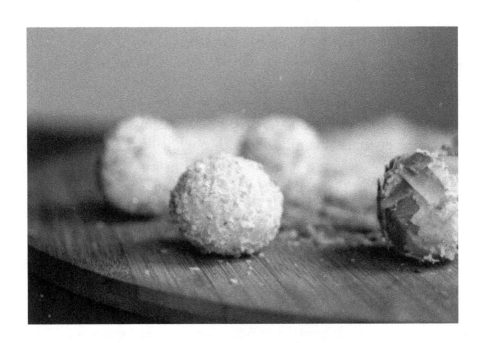

MACADAMIA COCO TRUFFLES

Cosecha: 24 truffles (2 por servir)
Prep Tiempo: 20 minutos
Tiempo de cocinero: -

Inactive Tiempo: 1 hora Macadamia los frutos secos son gusta Naturaleza de Madre es muy propia bombas gordas.

Estos truffles es rico en sano keto a grasas y gusto les gusta tú ha sido whisked fuera a una isla tropical.

2 tazas asaron unsalted macadamia plus ⅔ de taza de los frutos secos 3 tablespoons unsweetened shredded coco, la taza ⅓ dividida pulverizó erythritol-basado sweetener 2 tablespoons hierba-alimentado collagen polvo 1 tablespoon aceite de coco fundido 1 cucharilla vanilla sal ⅛ de cucharilla del extracto.

SWEETENER OPCIONES:

Puedes sweeten estos tasty trata aun así te complacer!

1. Sitio el macadamia frutos secos y ⅔ taza del shredded coco en un procesador alimentario.

Proceso en alto hasta la mezcla empieza a clump junto a una pelota.

2. Transferencia la mezcla de fruto seco a un bol grande y revuelo en el sweetener, collagen, aceite de coco fundido, vanilla extracto, y sal hasta que bien combinó.

3. Extendido el restante 3 tablespoons de shredded coco en un plato superficial.

Línea una hoja de cocer con papel de cera o papel de pergamino.

4. Trabajando con aproximadamente 1 tablespoon a la vez, apretón el truffle la mezcla junta en vuestras manos para compactarlo, entonces corro él a una pelota. Corro cada pelota en el shredded coco y sitio en el tachados cociendo hoja. Refrigerate Hasta firme, aproximadamente 1 hora.

INSTRUCCIONES de ALMACENAMIENTO:

Estos truffles mantendrá para sobre una semana en el Nevera o puede ser congelado hasta un mes.

CONSEJO: *Macadamia los frutos secos son tan fatty que deprisa pueden girar a mantequilla si te*
Les procesa demasiado mucho tiempo. Ser seguro para sacar la mezcla del procesador alimentario
Cuándo empieza a clump junto a uno pelota grande.

INFORMACIÓN NUTRITIVA

CALORÍAS: 202 | GRASA: 20.3PROTEÍNA | de g: 2.1g | CARBS: 4.3FIBRA | de g: 2.5g | ERYTHRITOL: 6.6g

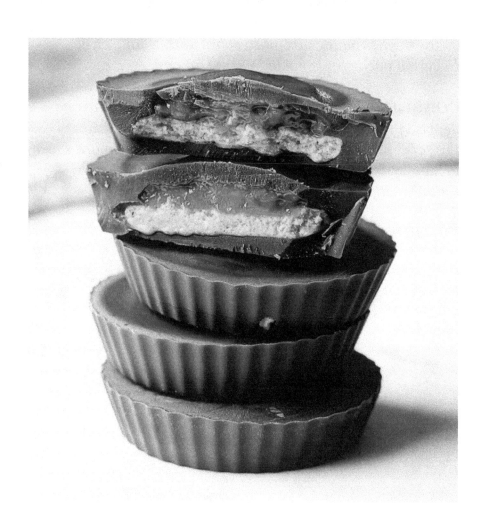

MANTEQUILLA de CACAHUETE Y TAZAS de MERMELADA

Cosecha: 12 tazas (1 por servir)
Prep Tiempo: 5 minutos
Tiempo de cocinero: 10 minutos

Inactive Tiempo: 45 minutos me ha encantado la combinación de mantequilla de cacahuete y mermelada de frambuesa nunca desde entonces era un niño.

Yo evidentemente no el sandwich versión anymore, pero estos keto las tazas me dejan para disfrutar que salobre-sabor dulce y sentir un poco como un niño otra vez.

¾ Taza agua de taza ¼ de frambuesas fresca 6 a 8 tablespoons pulverizado erythritol basado sweetener, dividió 1 hierba de cucharilla-alimentado gelatin ⅔ taza creamy mantequilla de cacahuete (salted) ⅔ aceite de coco de la taza.

SWEETENER OPCIONES:

La mezcla de mantequilla del cacahuete es más hecha con un pulverizado bulk sweetener, pero probablemente te podrías escapar con cualquier sweetener si realmente prefieres.

1. Línea un estándar-medida muffin cacerola con 12 silicona o papel de pergamino liners.

2. En un medio saucepan encima calor de medio, traer las frambuesas y agua a un hervir, entonces reducir el calor y simmer para 5 minutos.

Mash Las bayas con un tenedor.

3. Revuelo en ¼ taza del pulverizado sweetener hasta que combinó.

Whisk En el gelatin, entonces dejado fresco mientras preparas la mezcla de mantequilla del cacahuete.

4. En una microonda-bol seguro, combinar la mantequilla de cacahuete y aceite de coco.

Microonda en poder alto para 30 a 60 segundos, hasta que fundió.

Whisk En 2 a 4 tablespoons de pulverizó sweetener, dependiendo de qué dulce te gusta.

Prefiero mina menos golosina.

5. Cuchara aproximadamente 1 tablespoon de la mezcla de mantequilla del cacahuete a cada taza y puesto en el congelador a firme arriba, aproximadamente 15 minutos.

6. Dividir la mezcla de frambuesa entre las tazas y parte superior con la mezcla de mantequilla de cacahuete restante. Refrigerate Hasta firme, aproximadamente 30 minutos.

INSTRUCCIONES de ALMACENAMIENTO:

Esta necesidad de tazas para quedarse refrigerated para ser firme
Bastante para comer.
Durarán para hasta una semana.

CONSEJO: *No un seguidor de mantequilla de cacahuete? Ningún problema. Intercambio en vuestro fruto seco favorito o mantequilla de semilla aquí.*

INFORMACIÓN NUTRITIVA

CALORÍAS: 200 | GRASA: 19.4PROTEÍNA | de g: 3.6g | CARBS: 4.4FIBRA | de g: 1.4g | ERYTHRITOL: 10g

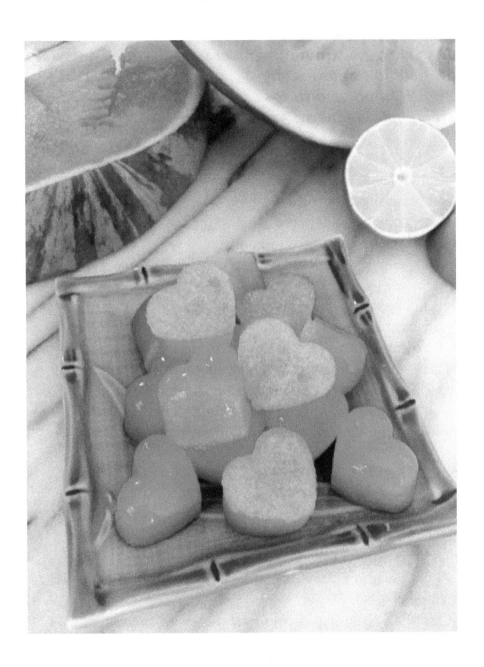

LIMA de SANDÍA GUMMIES

Cosecha: Aproximadamente 24 mini muffin–piezas
de medida (4 por servir)
Prep Tiempo: 5 minutos
Tiempo de cocinero: 5 minutos

Inactive Tiempo: 2 horas Keto gummy los caramelos son
bastante fáciles para hacer, pero dirigí hacerles incluso más
fácil por utilizar unazúcar sazonado-libre beverage. De este
modo, no tienes que puree o estirar cualquier fruta, y carbs
está mantenido al bare mínimo.

Podrías tener tanta diversión con esta receta y hacer cualquier
número de sabores diferentes.

Mis niños no podrían conseguir bastante de estos gummies;
estuvieron entrados un día!

1¼ azúcar de tazas-sandía libre-sazonó beverage (ve Consejo)
⅓ taza zumo de lima fresca 3 tablespoons hierba-alimentado
gelatin 2 tablespoons pulverizado erythritol-basó
sweetener, plus más si equipamiento *Especial deseado:*
Silicona mini muffin cacerola o gummy molde (opcional).

SWEETENER OPCIONES:

Va salvaje con cualquier sweetener prefieres aquí. Nota que
Bai es ya sweetened con erythritol, así que necesitas sólo
añadir sweetener para probar.

1. En un medio saucepan, combinar la sandía-sazonó beverage
y zumo de lima.

Whisk En el gelatin y sweetener y traer a un simmer,
barajando hasta el gelatin disuelve.

Añade más sweetener para probar.

2. Saca del calor y cuchara a los moldes de silicona.

Refrigerate Hasta firme, aproximadamente 2 horas.
También puedes tachar un cuadrado cociendo cacerola con papel de pergamino y verter la mezcla a aquel a frío.
3. A unmold , sencillamente empujar el gummies fuera del fondo del molde de silicona, o ascensor el pergamino fuera de la cacerola de cocer y cortado a plazas.

INSTRUCCIONES de ALMACENAMIENTO:

Estos gummies necesidad de ser mantenida en la nevera así que
No funden. Durarán para hasta una semana o dos.

CONSEJO: *hay un número de azúcar-libre sazonado beverages en el mercado, con una gama ancha de sabores para escoger de.*
Me gusta los que son sweetened con erythritol o stevia o ambos, gusta Bai.
Hay fruta-sazonó mezclas y gotas que te puede añadir para abrevar también.

INFORMACIÓN NUTRITIVA

CALORÍAS: 17 | grasa: 0PROTEÍNA | de g: 3.1g | CARBS: 1.1FIBRA | de g: 0.1g | ERYTHRITOL: 6.3g

LIGERO Y TASTY
GALLETAS

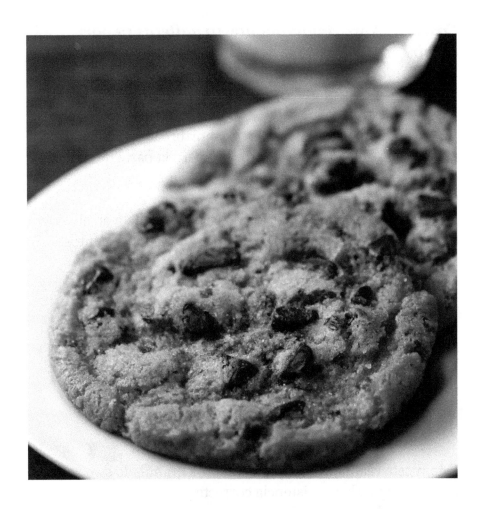

TROZO-Y-COCER VANILLA WAFERS

Cosecha: Aproximadamente 40 galletas (2 por servir)
Prep Tiempo: 10 minutos
Tiempo de cocinero: 15 minutos

Inactive Tiempo: 1 a 2 horas Estos shortbread-como las galletas son deliciosas en su propios, pero la parte de su encanto es cómo ellos par bien con otros postres,
Como Cannoli Inmersión de Postre .
Y porque puedes mantener los registros de galleta en el congelador para meses, puedes cortar fuera unos cuantos trozos cualquier tiempo tienes un hankering para unos cuantos crisp, buttery galletas.
De hecho tengo un registro en mi congelador bien ahora!
½ Taza (1 palo) unsalted mantequilla, la taza ½ suavizada granuló erythritol-basado sweetener 1¾ tazas (175g) blanched harina de almendra 2 tablespoons cucharilla de harina ½ del coco vanilla sal ¼ de cucharilla del extracto.

SWEETENER OPCIONES:

Esta receta realmente confía en un bulk granulado sweetener para conseguir la consistencia correcta.
1. En un bol grande, batió la mantequilla y sweetener con un eléctrico mixer hasta que aligerado y fluffy, aproximadamente 2 minutos.
Bate en la harina de almendra, harina de coco, vanilla extracto, y sal hasta que bien combinó.

2. Dividir el dough equitativamente entre 2 hojas de papel de cera o papel de pergamino y rodar cada porción a un registro aproximadamente 1½ pulgadas en diámetro.

Envuelve estrechamente en el papel y congelación para 1 a 2 horas.

3. Preheat El horno a 325°F y línea 2 cociendo hojas con papel de pergamino o la silicona que cuece esteras.

Utilizando un cuchillo agudo, trozo el dough crosswise a¼-trozos de pulgada.

Sitio en el tachado cociendo hojas, dejando aproximadamente 1 pulgada entre wafers.

4. Cuece para 5 minutos, entonces sacar del horno y utilizar un plano-bottomed vaso a flatten las galletas ligeramente.

Cuece para otro 8 a 10 minutos, hasta los bordes son justo dorados.

Saca del horno y dejar fresco en las cacerolas.

Las galletas todavía serán bastante blandas cuándo salen del horno pero empresa arriba cuando enfrían.

SIRVIENDO SUGERENCIA:

Prueba utilizar estas galletas a sandwich un poco del Chocolate Buttercream Frosting. Divino!

INSTRUCCIONES de ALMACENAMIENTO:
Puedes mantener el unbaked registros de dough en el Congelador para 2 a 3 meses.
El coció las galletas son más almacenadas en el contador para hasta 5 días.

CONSEJO: *Una vez el dough ha sido en el congelador para más de 2 horas, pueda congelar muy duro.*
Lo puso fuera en el contador para suavizar justo mucho tiempo bastante que te puede trozo él sin destrozarlo.

Quince minutos ought para hacer.

INFORMACIÓN NUTRITIVA

CALORÍAS: 101 | GRASA: 9.3PROTEÍNA | de g: 2.2g |
CARBS: 2.5FIBRA | de g: 1.3g | ERYTHRITOL: 6g

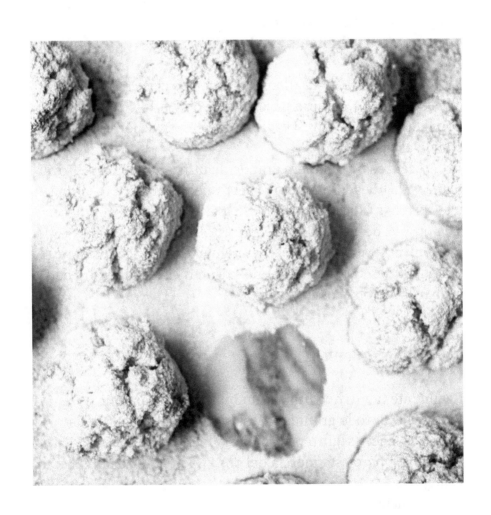

AMARETTI

Cosecha: Aproximadamente 20 galletas (2 por servir)
Prep Tiempo: 15 minutos
Tiempo de cocinero: 22 minutos

Amaretti Es galletas de almendra italianas clásicas hicieron con comida de almendra y blancos de huevo.

Son ligeramente crispy y ligeramente chewy, y perfeccionar con un espresso.

Esta receta es una manera grande de utilizar arriba de leftover blancos de huevo después de hacer un keto custard o puding. 2 tazas (165g) sliced almendras, extra de plus para guarnecer si la taza ½ deseada granuló erythritol-basado sweetener ¼ la taza pulverizó erythritol-basó sweetener, extra de plus para dusting si deseó 4 huevo grande extracto ½ de almendra de cucharilla de blancos Pizca
De sal.

SWEETENER OPCIONES:

Realmente tienes que utilizar un bulk sweetener aquí.

Puedes hacer todo granulado y skip la versión pulverizada mientras haces seguro para molerlo bien con el sliced almendras, pero esta mezcla del dos sweeteners da las galletas el mejores
Consistencia.

1. Preheat El horno a 300°F y línea 2 cociendo hojas con papel de pergamino.

Ligeramente engrasar el pergamino.

2. En un procesador alimentario, proceso el sliced almendras, granuló sweetener, y pulverizó sweetener hasta la mezcla se parece a migas toscas.

3. En un bol grande, uso un eléctrico mixer para batir los blancos de huevo con el extracto de almendra y sal hasta que aguantan cumbres blandas.

Cuidadosamente plegar la mezcla de almendra a los blancos de huevo hasta que justo combinó.

4. Uso una exclusiva de galleta o tablespoon para caer la mezcla al preparado cociendo hojas, dejando aproximadamente 1 pulgada entre ellos.

Si deseado, suavemente pulsar un trozo de almendra arriba de cada galleta.

Cuece para 22 minutos, hasta justos marrones alrededor de los bordes.

Sentirán gustar jalea cuándo poked pero empresa arriba cuando enfrían.

5. Saca del horno y dejar fresco completamente en las hojas de cocer.

Cuándo fresco, suavemente pelar las galletas del pergamino.

Si deseado, polvo cada galleta con pulverizó sweetener.

INSTRUCCIONES de ALMACENAMIENTO:

Estas galletas son más continuó el contador para hasta 5 días.

CONSEJO: *opté para sliced almendras que todavía tuvo alguna piel encima les para un más rustic mirada, pero podrías utilizar blanched harina de almendra para una consistencia más buena. Justo ser seguro para pesar la harina de almendra de modo que empareja el peso exacto he dado*
Aquí.

Otherwise, vuestras galletas serán demasiado densas y pesadas.

INFORMACIÓN NUTRITIVA

CALORÍAS: 117 | GRASA: 8.8PROTEÍNA | de g: 5.3g | CARBS: 4.1FIBRA | de g: 2.3g | ERYTHRITOL: 18g

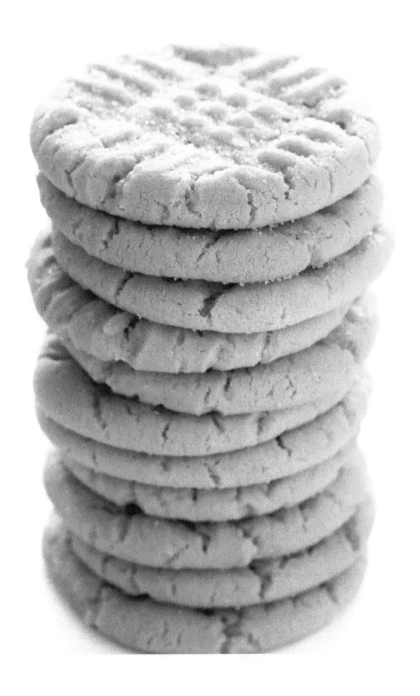

GALLETAS de MANTEQUILLA del CACAHUETE PARA DOS

Cosecha: 2 galletas (1 por servir)
Prep Tiempo: 5 minutos
Tiempo de cocinero: 12 minutos

Si eres me gusto, has poco self-controlar alrededor cacahuete cocido recientemente galletas de mantequilla, especialmente unos con chips de chocolate, gusta estos.
Esta versión de lote pequeño soluciona que problema!
1½ tablespoons creamy mantequilla de cacahuete (salted) 1 tablespoon unsalted mantequilla, suavizó 2 tablespoons granulado erythritol-basado sweetener 2 cucharillas huevo batido ligeramente (ve Consejo) ¼ cucharilla vanilla extracto 2 tablespoons defatted polvo de hornear de cucharilla ⅛ de harina de cacahuete Pizca de sal 2 azúcar de cucharillas-chips de chocolate libre

SWEETENER OPCIONES:

Un bulk sweetener dará estas galletas una consistencia mejor, pero podrías ser capaz de escaparse con un no-bulk sweetener aquí.
1. Preheat El horno a 325°F y tachar una hoja de cocer con papel de pergamino o una silicona que cuece estera.
2. En un bol pequeño, batió la mantequilla de cacahuete, mantequilla, y sweetener con un eléctrico mixer hasta que bien combinó.
Bate en el huevo y vanilla extracto.
3. Añadir la harina de cacahuete, polvo de hornear, y sal y mezcla hasta el dough viene junto.

Dividir el dough en medio y rodar cada medio a una pelota.

4. Sitio el dough pelotas en el tachados cociendo hoja y pulsar cada pelota a un disco aproximadamente ½ la pulgada gruesa. Superior cada disco con 1 cucharilla de chips de chocolate, pulsándoles al dough para adherir.

5. Cuece para 10 a 12 minutos, hasta que puffed y justo apenas dorados marrones.

Saca del horno y dejar fresco en la cacerola.

Las galletas todavía serán muy blandas cuándo salen del horno pero empresa arriba cuando enfrían.

LÁCTEO-OPCIÓN LIBRE:

Sustituto aceite de coco suavizado para la mantequilla.

CONSEJO: *para medir fuera 2 cucharillas de huevo, sencillamente batió el huevo ligeramente en un bol primero. Estas roturas arriba de las proteínas y combina el blanco de huevo con el yolk.*

Puedes salvar el resto del huevo para vuestro almuerzo. Esta receta también trabaja bien con carton blancos de huevo, si prefieres.

INFORMACIÓN NUTRITIVA

CALORÍAS: 163 | GRASA: 13.2PROTEÍNA | de g: 4.9g | CARBS: 5.7FIBRA | de g: 1.9g | ERYTHRITOL: 16g

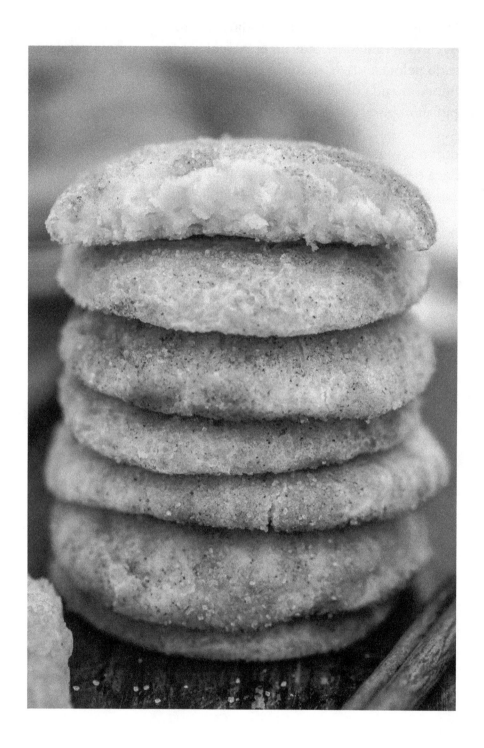

GALLETAS de QUESO de la CREMA

Cosecha: Aproximadamente 24 galletas (2 por servir)
Prep Tiempo: 15 minutos
Tiempo de cocinero: 12 minutos

Marcas de queso de la crema para increíblemente galletas tiernas.

Estos son puffy y blandos y casi en algún lugar entre galleta y pastel.

Necesitan nada más de un sprinkle de pulverizó sweetener para guarnecer.

4 crema de onzas queso (½ taza), taza ¼ suavizada (½ palo) unsalted mantequilla, la taza ½ suavizada granuló erythritol-basado sweetener 1 huevo grande, cucharilla de temperatura ½ de la habitación vanilla extracto 1½ tazas (150g) blanched harina de almendra 1 polvo de hornear de cucharilla ¼ sal de cucharilla Pulverizó erythritol-basó sweetener, para dusting.

SWEETENER OPCIONES:

Un bulk sweetener las ayudas dan esta estructura de galletas. Pueden no boleto tan bien con un no-bulk sweetener.

1. Preheat El horno a 350°F y tachar una hoja de cocer con papel de pergamino o una silicona que cuece estera.

2. En un bol grande, batió el queso de crema y mantequilla con un eléctrico mixer hasta liso.

Añadir el sweetener y continuar batir hasta que bien incorporó.

Bate en el huevo y vanilla extracto.

3. Whisk Junto la harina de almendra, polvo de hornear, y sal en un bol de medio, entonces añadir la mezcla de harina a la mezcla de queso de la crema y revuelo hasta justo combinó.
4. Gota el dough por redondeó tablespoons al tachado cociendo hoja; el batter será bastante pegajoso. Prensa las galletas abajo ligeramente con el tacón de vuestra mano a flatten les ligeramente.
5. Cuece para 10 a 12 minutos, hasta que puffed.
Las galletas todavía serán muy blandas y luz en color. Saca del horno y dejar fresco completamente en la cacerola.
Cuándo fresco, polvo con pulverizó sweetener.

INSTRUCCIONES de ALMACENAMIENTO:

Estas galletas pueden ser almacenadas en el contador para
Hasta 4 días o en la nevera para hasta una semana.
También pueden ser congelados para hasta un mes.

INFORMACIÓN NUTRITIVA

CALORÍAS: 154 | GRASA: 13.7PROTEÍNA | de g: 4.1g |
CARBS: 3.4FIBRA | de g: 1.5g | ERYTHRITOL: 10g

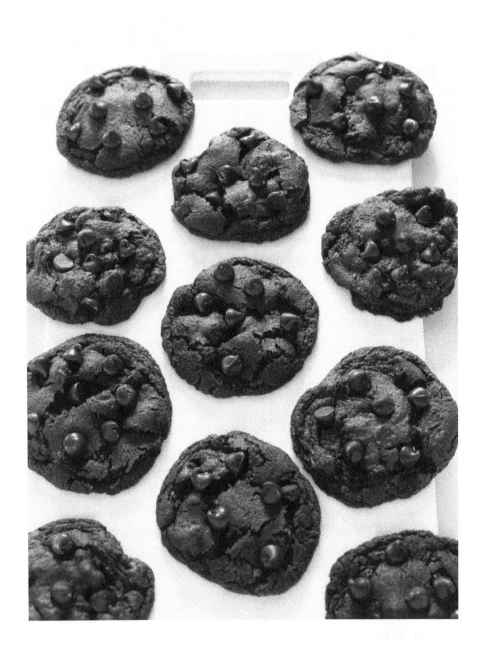

CHEWY GALLETAS de CHOCOLATE DOBLE

Cosecha: Aproximadamente 20 galletas (2 por servir)
Prep Tiempo: 15 minutos
Tiempo de cocinero: 12 minutos

Estas galletas deben su chewiness a la adición de hierba-alimentó gelatin.
Extraño pero cierto, y lo realmente trabajos!
¾ Plus de taza 2 tablespoons (88g) blanched harina de almendra 3 tablespoons cocoa polvo 1 tablespoon hierba-alimentado gelatin ½ sal de cucharilla ½ de bicarbonato de sodio de cucharilla ¼ taza (½ palo) unsalted mantequilla, taza ¼ suavizada creamy mantequilla de almendra (unsalted) ½ La taza granuló erythritol-basado sweetener 1 huevo grande, cucharilla de temperatura ½ de la habitación vanilla azúcar ⅓ de taza del extracto-chips de chocolate libre.

SWEETENER OPCIONES:

Estas galletas son más hechas con un bulk sweetener.
1. Preheat El horno a 350°F y línea 2 cociendo hojas con papel de pergamino o la silicona que cuece esteras.
2. En un bol de medio, whisk junto la harina de almendra, cocoa polvo, gelatin, bicarbonato de sodio, y sal.
3. En un bol grande, batió la mantequilla, mantequilla de almendra, y sweetener con un eléctrico mixer hasta que bien combinó.
Bate en el huevo y vanilla extracto, entonces batió en el Mezcla de harina de la almendra hasta el dough viene junto.

Revuelo en los chips de chocolate.

4. Corro el dough a pelotas de 1 pulgadas y sitio unas cuantas pulgadas aparte en el tachados cociendo hojas.

Uso el tacón de vuestra mano para pulsar las galletas abajo a aproximadamente ½ la pulgada gruesa.

5. Cuece para 12 minutos, hasta las galletas han extendido y puffed arriba un poco.

Todavía serán muy blandos al tacto.

Saca del horno y dejar fresco completamente en la cacerola.

LÁCTEO-OPCIÓN LIBRE:

Aceite de coco del uso en sitio de la mantequilla.

INSTRUCCIONES de ALMACENAMIENTO:

Las galletas son bien en el contador para hasta 5
Días o puede ser mantenido en la nevera para hasta una semana. La manera mejor de congelarles es unbaked. Sencillamente rodar las pelotas, ponerles fuera en un pergamino-tachó cocer hoja, y congelación.
Una vez son sólidos, les puedes reventar a una bolsa o un contenedor, y mantendrán para hasta 2 meses.
Para cocer de congelado, sencillamente dejado les deshielo en una hoja de cocer.

INFORMACIÓN NUTRITIVA

CALORÍAS: 180 | GRASA: 15.1PROTEÍNA | de g: 5.5g | CARBS: 6.9FIBRA | de g: 3.4g |ERYTHRITOL: 12g

TASTY BARRAS

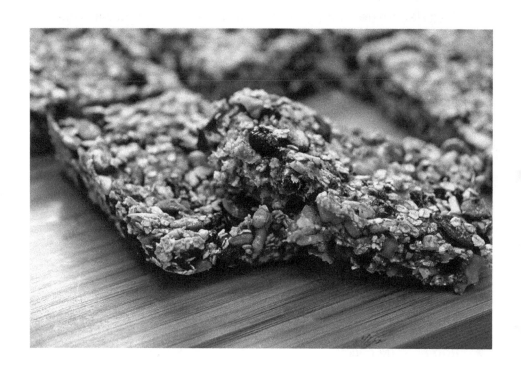

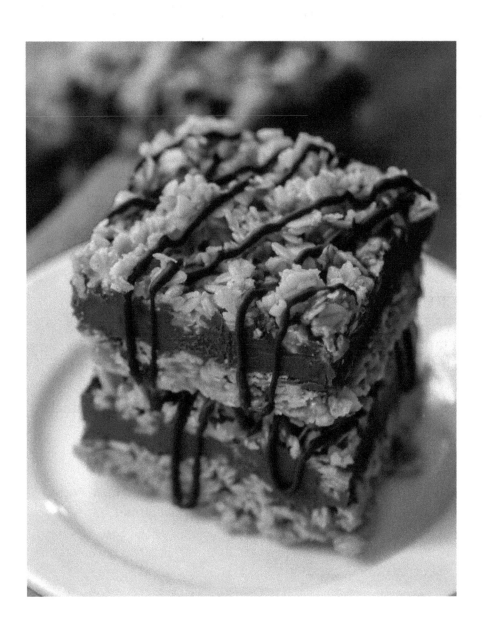

NO-COCER CHOCOLATE OATMEAL BARRAS

Cosecha: 16 barras (1 por servir)
Prep Tiempo: 15 minutos
Tiempo de cocinero: 10 minutos

Inactive Tiempo: 1 hora utilicé para encantar el oatmeal fudge barras de Starbucks.

Con estos rico, oatmeal-como barras, no les pierdo muy más largo.

Moliendo arriba de flaked coco y sliced las almendras hace un grandes oatmeal sustituto.

CRUST:

1 taza unsweetened flaked coco 1 taza sliced taza ½ de almendras (1 palo) unsalted taza ½ de mantequilla granuló erythritol-basado sweetener 1 cucharilla yacón jarabe (opcional) ½ cucharilla vanilla extracto 1 taza (100g) blanched harina de almendra ¼

RELLENO de sal **de la cucharilla:**

1¼ tazas pesadas whipping crema 4 onzas unsweetened chocolate, finely chopped 2 tablespoons unsalted taza ½ de mantequilla pulverizó erythritol-basado sweetener ½ cucharilla vanilla extracto.

SWEETENER OPCIONES:

Ambos el crust y el relleno realmente necesita un bulk sweetener para consistencia.

El sweetener para el relleno tendría que ser una versión pulverizada para evitar grittiness.

Para HACER EL CRUST:

1. Línea un 9-la pulgada cuadra cocer cacerola con papel de pergamino, dejando un overhang para extracción fácil.
2. En un procesador alimentario, proceso el coco y sliced almendras hasta que se parecen a granos de oatmeal..
Pone aparte.
3. En un medio saucepan encima calor de medio, traer la mantequilla, sweetener, yacón jarabe (si utilizando), y vanilla extracto a un abajo hervir, whisking para combinar bien.
Saca del calor.
4. Añadir el coco de tierra y almendras, harina de almendra, y sal. Revuelo hasta que bien combinó.
Prensa aproximadamente dos-tercios de la mezcla al fondo del tachado cociendo cacerola.

Para HACER EL RELLENO Y REUNIR:

5. En un medio saucepan encima calor de medio, traer la crema justo a un simmer.
Saca del calor y añadir el chopped chocolate y mantequilla. Dejado sienta para 4 minutos para fundir.
6. Añadir el sweetener y vanilla extracto y whisk hasta que bien combinado y liso..
7. Verter el relleno sobre el crust en la cacerola. Sprinkle Con el restante crust mezcla y refrigerate hasta firme, aproximadamente 1 hora.
8. Ascensor fuera por el overhanging pergamino y cortado a 16 barras.

INSTRUCCIONES de ALMACENAMIENTO:

Estas barras mantendrán en la nevera para hasta un Semana, pero son más servidos en temperatura de habitación.
Pueden ser envueltos arriba estrechamente y congelados para hasta un mes.

INFORMACIÓN NUTRITIVA

CALORÍAS: 275 | GRASA: 25.5PROTEÍNA | de g: 4.4g | CARBS: 6.5FIBRA | de g: 3.2g | ERYTHRITOL: 15g

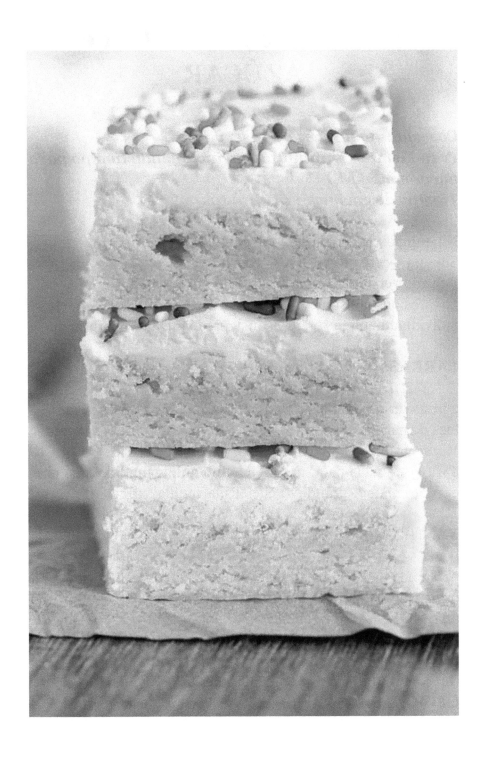

BARRAS de GALLETA del AZÚCAR

Cosecha: 16 barras (1 por servir)
Prep Tiempo: 15 minutos (no incluyendo tiempo para hacer sprinkles)
Tiempo de cocinero: 18 minutos

Ningún postre cookbook sería completo
Sin una receta de galleta del azúcar.
Pulsando el dough a una cacerola te dejas a skip
La tarea que consume tiempo de rodar y cortando las galletas
individualmente, y todavía consigues el mismo saborgrande.

BARRAS:

2 tazas (200g) blanched harina de almendra 2 tablespoons
taza de harina ½ del coco granuló erythritol-basado sweetener
½ cucharilla de polvo de hornear ¼ de la cucharilla
Taza ½ de sal (1 palo) unsalted mantequilla, fundido pero no
caliente 1 huevo grande ½ cucharilla vanilla extracto..

VANILLA FROSTING:

½ Taza (1 palo) unsalted mantequilla, suavizó 2 crema de
onzas queso (¼ taza), la taza ½ suavizada pulverizó
erythritol-basado sweetener 2 a 4 tablespoons pesado
whipping Crema, cucharilla de temperatura ½ de la
habitación vanilla extracto comida roja Natural coloring
(opcional) 1 tablespoon Coco Sprinkles **SWEETENER
OPCIONES:**

Un bulk sweetener da ambos las barras y el frosting la consistencia mejor, pero te puedes escapar con un no-bulk sweetener también.

Para HACER LAS BARRAS:

1. Preheat El horno a 325°F y engrasar un 9-la pulgada cuadra cocer cacerola.
2. En un bol grande, whisk junto la harina de almendra, harina de coco, granuló sweetener, polvo de hornear, y sal.
Revuelo en la mantequilla, huevo, y vanilla extracto hasta que bien combinó.
3. Extendido el dough equitativamente en el engrasado cociendo cacerola y cocer hasta los bordes son dorados marrones, aproximadamente 18 minutos.
El centro todavía será muy blando.
Saca del horno y dejar fresco completamente en la cacerola.

Para HACER EL FROSTING Y REUNIR:

4. En un bol de medio, batió la mantequilla y queso de crema con un eléctrico mixer hasta liso.
Bate en el pulverizado sweetener.
5. Añadir la crema pesada 1 tablespoon a la vez hasta el frosting es spreadable.
Bate en el vanilla extracto y una cantidad pequeña de alimentario coloring, si utilizando, hasta que bien combinó.
6. Extendido el frosting equitativamente sobre la galleta enfriada y sprinkle con coco sprinkles.
Cortado a 16 barras.

INSTRUCCIONES de ALMACENAMIENTO:

Estas barras tendrían que ser mantenidas refrigerated y

Último para hasta 5 días. Son más servidos en temperatura de habitación.

INFORMACIÓN NUTRITIVA

CALORÍAS: 218 | GRASA: 20.5PROTEÍNA | de g: 3.9g | CARBS: 3.9FIBRA | de g: 1.8g |ERYTHRITOL: 15g

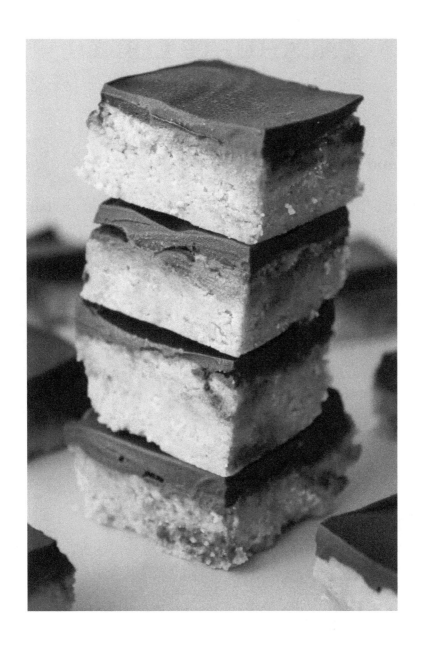

LÁCTEO-BARRAS de MANTEQUILLA de CACAHUETE LIBRES

Cosecha: 16 barras (1 por servir)
Prep Tiempo: 15 minutos
Tiempo de cocinero: 5 minutos

Inactive Tiempo: 1 hora Alrededor de estas partes, mis barras de mantequilla del cacahuete son prácticamente famosas. Mis amigos y los vecinos les hacen frecuentemente. Tomé este lácteo-versión libre a CrossFit y nary una miga quedó.

BARRAS:

¾ Taza creamy mantequilla de cacahuete (salted) ½ plus de taza 2 tablespoons taza de aceite ⅔ del coco pulverizó erythritol-basado sweetener 1 cucharilla vanilla extracto 2 tazas (200g) defatted harina de cacahuete (ve Consejo)

El chocolate BARNIZA:

3 azúcar de onzas-chocolate oscuro libre, chopped 1 tablespoon aceite de coco.

SWEETENER OPCIONES:

Estas barras deliciosas no requieren un bulk sweetener, pero pueden necesitar un poco más harina de cacahuete a firme arriba correctamente si utilizas un no-bulk sweetener.

Para HACER LAS BARRAS:

1. Línea un 9-la pulgada cuadra cocer cacerola con papel de pergamino, dejando un overhang para extracción fácil.

2. Sitio la mantequilla de cacahuete y aceite de coco en una microonda grande-bol seguro.

Microonda en poder alto hasta que fundido, entonces whisk hasta liso.

Alternativamente, les puedes fundir junto en un saucepan sobre calor bajo.

Revuelo en el sweetener y vanilla extracto hasta que bien combinó.

3. Revuelo en la harina de cacahuete hasta el dough viene junto.

Tenga que ser un rígido dough que te puede coger con vuestras manos.

Si es demasiado blando, añade más harina de cacahuete, 1 tablespoon a la vez, hasta que él empresas arriba.

4. Prensa el dough firmemente y equitativamente al tachado cociendo cacerola.

Cubierta con una hoja de papel de cera o papel de pergamino y utilizar un plano-bottomed vaso o midiendo taza para pulsar y suavizar la parte superior.

Para HACER EL BARNIZAR Y REUNIR:

5 Sitio el chocolate y aceite de coco en una microonda-bol seguro.

Microonda en poder alto en 30-segundo increments, barajando después de cada increment, hasta que fundido y liso.

Puedes también puesto el bol sobre una cacerola de apenas simmering agua y barajar la mezcla de chocolate hasta que fundió.

6. Verter el barnizar sobre las barras y utilizar un cuchillo o un offset spatula para extenderlo a los bordes.
Refrigerate Para 1 hora, hasta el chocolate está puesto.
7. Ascensor fuera por el overhanging pergamino y cortado a 16 barras.

INFORMACIÓN NUTRITIVA

CALORÍAS: 211 | GRASA: 19PROTEÍNA | de g: 5.5g | CARBS: 7.2FIBRA | de g: 2.9g |ERYTHRITOL: 11g

INSTRUCCIONES de ALMACENAMIENTO:

Estas barras son más mantenidas en la nevera y
Durará para al menos una semana.

CONSEJO: *no empaqueta la harina de cacahuete cuando lo mides fuera.*
Es muy bien y powdery, así que empaquetándolo puede hacer una diferencia enorme en el resultado de las barras.
Sencillamente exclusiva y nivel, cuando tú con cualquier harina.

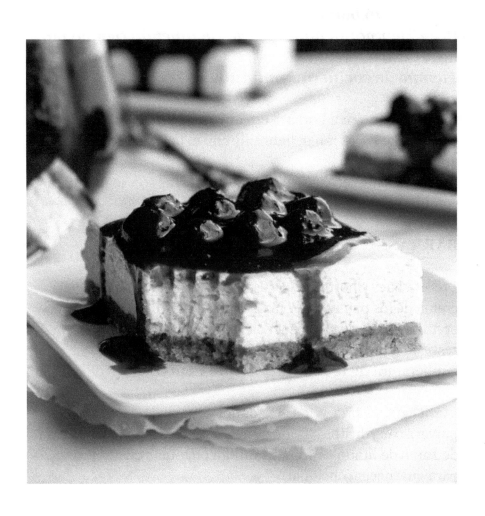

NO-COCER ARÁNDANO CHEESECAKE BARRAS

Cosecha: 16 barras (1 por servir)
Prep Tiempo: 15 minutos (no incluyendo tiempo para hacer crust)
Tiempo de cocinero: 7 minutos

Inactive Tiempo: 2 horas el creamy richness de cheesecake Pares tan delightfully con el tangy sweetness de arándanos.
Si eres un cheesecake seguidor, estas barras son seguro para complacer.

BARRAS:

1 receta Fácil Shortbread Crust (aquí) 2 (8-onza) queso de crema de los paquetes, la taza ½ suavizada pulverizó erythritol-basado sweetener 1 cucharilla limón rallado zest ¼ La taza pesada whipping crema, ARÁNDANO de temperatura **de la habitación que CORONA:**

1 taza agua de taza ¼ de arándanos congelada ¼ la taza pulverizó erythritol-basado sweetener 1 tablespoon cucharilla de zumo de limón ¼ fresca xanthan engomar menta Fresca, para guarnecer (opcional)

SWEETENER OPCIONES:

Va adelante y utilizar muy sweetener te gusta, excepto granuló bulk sweeteners.

Porque estas barras no son cocidas, un granulados sweetener sería demasiado gritty.

Para HACER LAS BARRAS:

1. Prensa el shortbread crust mezcla firmemente y equitativamente al fondo de un 9- la pulgada cuadra cocer cacerola.

Congelación el crust mientras preparas el cheesecake Relleno. (Congelando el crust ayudará aguante junto cuándo extendiste el relleno arriba.)

2. En un bol grande, uso un eléctrico mixer para batir el queso de crema con el sweetener y limón zest hasta liso.

Bate en la crema hasta que bien combinó.

3. Extendido el relleno sobre el crust.

Refrigerate Hasta firme, al menos 2 horas.

Para HACER EL CORONANDO Y REUNIR:

4. En un medio saucepan encima calor de medio, traer los arándanos, agua, y sweetener a un hervir, entonces simmer para 5 minutos.

5. Saca del calor y revuelo en el zumo de limón.

Sprinkle Con el xanthan engomar y whisk deprisa para combinar.

Dejado fresco antes de utilizar.

6. Verter el arándano que corona sobre el cheesecake— tampoco la cacerola entera o individual servings. Guarnece con menta fresca, si deseó.

INSTRUCCIONES de ALMACENAMIENTO: *Cuando con cualquier cheesecake postre, estas barras*

Necesidad de ser mantenida en la nevera y durará para hasta 5 días.

INFORMACIÓN NUTRITIVA

CALORÍAS: 193 | GRASA: 16.7PROTEÍNA | de g: 3.7g | CARBS: 4.5FIBRA | de g: 1.2g |ERYTHRITOL: 16g

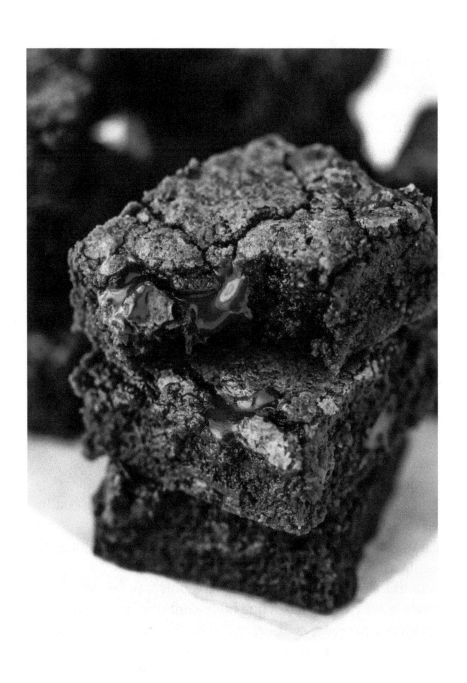

UNO-BOL BROWNIES

Cosecha: 16 brownies (1 por servir)
Prep Tiempo: 10 minutos
Tiempo de cocinero: 20 minutos

Este fácil, lácteo-resultados de receta libre en fudgy bondad. Probar estos brownies con una poca Crema batida de Coco arriba para sheer keto decadencia!
¾ Taza de aceite de aguacate ¾ de taza granuló erythritol-basado sweetener 3 huevos grandes ½ cucharilla vanilla taza ½ de extracto (50g) blanched taza de harina ⅓ de la almendra cocoa cucharilla ½ de polvo de hornear de cucharilla ¼ de polvo taza ½ de sal chopped nueces crudas o
pecans (Opcional)

SWEETENER OPCIONES:

Un bulk sweetener es importante de dar estos un ciertos brownie textura.
1. Preheat El horno a 325°F y engrasar un 9-la pulgada cuadra cocer cacerola.
2. En un bol grande, whisk junto el aceite, sweetener, huevos, y vanilla extracto.
3. Añadir la harina de almendra, cocoa polvo, polvo de hornear, y sal y whisk hasta que bien combinó. Revuelo en el chopped frutos secos, si utilizando.
4. Cuece para 20 minutos, o hasta los bordes están puestos pero el centro es todavía un poco blando al tacto.
Cuece más largo si prefieres cakier brownies.
5. Saca del horno y dejar fresco completamente en la cacerola. Entonces cortado a 16 plazas.

SIRVIENDO SUGERENCIA: *Si no necesitas para ser lácteo-libre, estos brownies sería soñador coronado con Chocolate Buttercream Frosting o una exclusiva de Vanilla Alubia Semifreddo.*

INSTRUCCIONES de ALMACENAMIENTO: *Debido a su moisture contenido, estos brownies es más mantenido en la nevera para hasta 5 días.*
Gusto dejarles venido a temperatura de habitación antes de comer.

INFORMACIÓN NUTRITIVA

CALORÍAS: 113 | GRASA: 15.5PROTEÍNA | de g: 3.2g | CARBS: 2.3FIBRA | de g: 1.3g |ERYTHRITOL: 11.3g

PASTELES
SUPERIORES

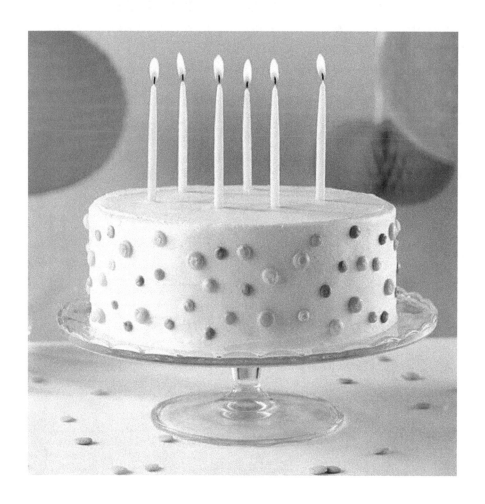

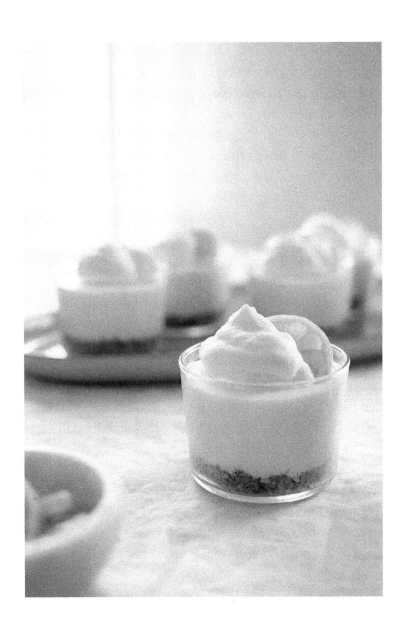

MINI NINGÚN-COCER LIMÓN CHEESECAKES

Cosecha: 6 mini cheesecakes (1 por servir)
Prep Tiempo: 20 minutos
Tiempo de cocinero: —

Inactive Tiempo: 2 horas que Colocan individuales servings de cheesecake en cupcake liners les hace fácil de cocer, fácil de servir, y fácil de limpiar arriba!

CRUST:

½ Taza blanched harina de almendra 2 tablespoons pulverizado erythritol-basado sweetener ⅛ sal de cucharilla 2 tablespoons unsalted mantequilla, RELLENO **fundido:**

6 crema de onzas queso (¾ taza), plus ¼ de taza suavizada 1 tablespoon pulverizado erythritol-basado sweetener ¼ la taza pesada whipping crema, temperatura de habitación 2 cucharillas limón rallado zest 2 tablespoons cucharilla de zumo de limón ½ fresca limón
Extracto comida amarilla Natural coloring (opcional)

SWEETENER OPCIONES:

Un pulverizado bulk sweetener es vuestra apuesta mejor para esta receta.
Para HACER EL CRUST:

1. Línea un estándar-medida muffin cacerola con 6 silicona o papel de pergamino liners.

2. En un bol de medio, whisk junto la harina de almendra, sweetener, y sal.

Revuelo en la mantequilla fundida hasta la mezcla empieza a clump junto.

3. Dividir el crust mezcla entre el preparado muffin tazas y pulsar firmemente a los fondos.

Para HACER EL RELLENO Y REUNIR:

4. En un bol de medio, batió el queso de crema con un eléctrico mixer hasta liso.

Bate en el sweetener hasta que plenamente incorporó.

5. Bate en la crema, limón zest, zumo de limón, y extracto de limón hasta liso.

Si deseado, añade comida amarilla coloring justo una gota o dos a la vez hasta un limón el color amarillo está conseguido.

6. Dividir la mezcla de relleno entre el preparado muffin tazas, llenando cada taza casi a la parte superior, y suavizar las partes superiores.

Grifo la cacerola firmemente en el contador para liberar cualesquier burbujas de aire.

7. Sitio el muffin cacerola en el congelador hasta el relleno es firme, aproximadamente 2 horas.

Cáscara el pergamino o silicona liners fuera del cheesecakes y sitio en la nevera hasta preparado de servir.

INFORMACIÓN NUTRITIVA

CALORÍAS: 223 | GRASA: 20.1PROTEÍNA | de g: 4g | CARBS: 3.9FIBRA | de g: 1.1g | ERYTHRITOL: 17.5g

SIRVIENDO SUGERENCIA: *Guarnece con una poca Crema batida y algunos trozos de limón y limón rallado zest.*

INSTRUCCIONES de ALMACENAMIENTO: *Mantener el cheesecakes refrigerated para hasta un Semana o envolverles individualmente y congelación para hasta un mes.*

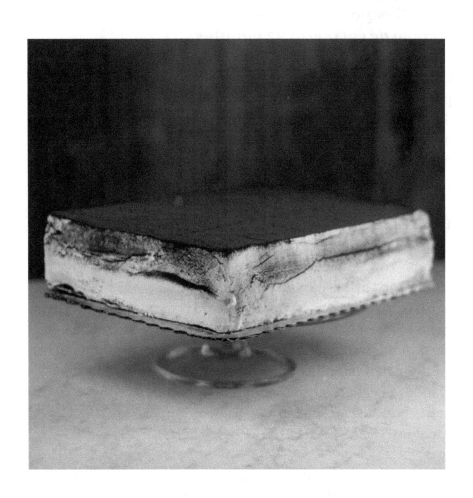

TIRAMISU PASTEL de HOJA

Cosecha: Uno 11 por pastel de 17 pulgadas (20 servings)
Prep Tiempo: 25 minutos
Tiempo de cocinero: 22 minutos

Complacer no mira en esta lista de ingrediente larga y multi-proceso de paso y pánico.
 Prometo que esto es un pastel increíblemente fácil para poner junto.
Pero es también un grande uno para servir un partido grande y hace un postre de ocasión especial perfecto.

PASTEL:

2 tazas (200g) blanched taza de harina ¾ de la almendra granuló erythritol-basado sweetener ⅓ taza (37g) taza de harina ⅓ del coco unflavored polvo de proteína del suero de la leche 1 tablespoon taza ½ de sal de cucharilla ¾ de polvo de hornear unsweetened taza de leche ½ de la almendra (1 palo) unsalted mantequilla, fundido pero no calientes 3 huevos grandes 1 cucharilla vanilla taza ¼ de extracto espresso o fuerte brewed café, enfrió 1 tablespoon ron oscuro (Opcional) **MASCARPONE FROSTING:**

8 onzas mascarpone queso, suavizó 4 crema de onzas queso (½ taza), la taza ½ suavizada pulverizó erythritol-basado sweetener 1 cucharilla vanilla extracto ½ a ⅔ la taza pesada whipping crema, temperatura de habitación **GUARNECE:**
1 tablespoon cocoa polvo 1 azúcar de onza-chocolate oscuro libre **para HACER EL PASTEL:**

1. Preheat El horno a 325°F y exhaustivamente engrasar un 11 por hoja de 17 pulgadas cacerola.

2. En un bol de medio, whisk junto la harina de almendra, sweetener, harina de coco, polvo de proteína, polvo de hornear, y sal.

Añadir la leche de almendra, mantequilla fundida, huevos, y vanilla extracto y whisk hasta liso.

3. Extendido el batter en la cacerola de hoja engrasada y suavizar la parte superior.

Cuece para 18 a 22 minutos, hasta los bordes son dorados marrones y el pastel está puesto.

Saca del horno y dejar fresco en la cacerola.

4. En un bol pequeño, combinar el espresso y ron, si utilizando.

Cepillo sobre el pastel enfriado.

Para HACER EL FROSTING:

5. En un bol grande, batió el mascarpone y queso de crema con un eléctrico mixer hasta liso.

Bate en el sweetener y vanilla extracto.

6. Añade ½ taza de la crema y batió hasta liso. Añade más crema cuando necesitado para adelgazar el frosting a un spreadable consistencia.

Extendido el frosting sobre el pastel enfriado.

Para GUARNECER EL PASTEL:

7. Polvo la parte superior del pastel con el cocoa polvo. Grate El chocolate oscuro sobre la parte superior.

INFORMACIÓN NUTRITIVA

CALORÍAS: 238 | GRASA: 21.2PROTEÍNA | de g: 6.3g |
CARBS: 5.1FIBRA | de g: 2.3g | ERYTHRITOL: 15g

INSTRUCCIONES de ALMACENAMIENTO: *Este pastel tendría que ser almacenado en la nevera y durará para hasta 5 días. Es más servido en temperatura de habitación.*

CONSEJO: *La porción de pastel de esta receta es bastante estándar.*
Si omites el café y ron, deviene un pastel de hoja amarillo básico.
Siente libre a helada él con cualquier cosa te gusta!

SWEETENER OPCIONES:

El frosting realmente confía en un pulverizado bulk sweetener para la consistencia mejor.
El pastel puede ser sweetened con vuestro preferido sweetener.

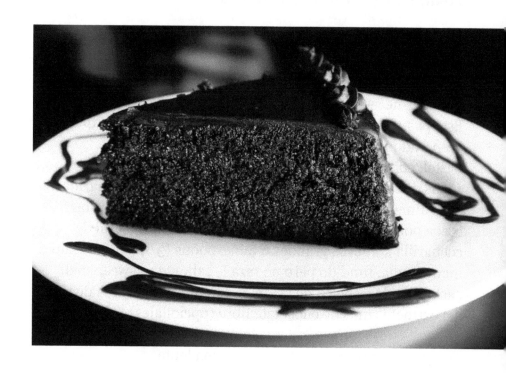

PASTEL de CHOCOLATE de COCINA LENTO

Cosecha: 10 servings
Prep Tiempo: 10 minutos
Tiempo de cocinero: 2½ horas

Si nunca has cocido en una cocina lenta antes, eres en para un tratar.

Resulta en un increíblemente moist pastel que es tan denso y rico que necesita no frosting.

Este pastel no sale de la cocina lenta en una pieza, así que ser preparado para servir le gusta un bocado

Pastel, en trozos individuales.

1 plus de taza 2 tablespoons (113g) blanched taza de harina ½ de la almendra granuló erythritol-basado sweetener ⅓ taza cocoa polvo 1½ polvo de hornear de cucharillas ¼ sal de cucharilla 3 huevos grandes 6 tablespoons (3/4 palo) unsalted mantequilla, fundido pero no taza ⅔ caliente unsweetened cucharilla de leche ¾ de la almendra vanilla azúcar ⅓ de taza del extracto chips de chocolate libre (opcionales)

Equipamiento especial: 6-quart cocina lenta

SWEETENER OPCIONES:

Te puedes escapar con utilizar muy sweetener te gusta en este pastel.

1. Grasa el insertar de un 6-quart cocina lenta bien. Puedes utilizar una cocina lenta más pequeña, pero vuestro pastel tomará más largo de cocinar a través de.

2. En un bol de medio, whisk junto la harina de almendra, sweetener, cocoa polvo, polvo de hornear, y sal.

Utilizando una goma spatula, revuelo en los huevos, mantequilla fundida, leche de almendra, y vanilla extracto hasta que bien combinado, entonces revuelo en los chips de chocolate, si utilizando.

3. Verter el batter a la cocina lenta engrasada y cocinero en bajo para 2 a 2½ horas.

Sea gooey y como un pastel de puding en 2 horas, y más cakey y cocinados a través de en 2½ horas.

4. Apagar la cocina lenta y dejar el pastel enfría para 20 a 30 minutos, entonces cortados a piezas y servir tibio.

LÁCTEO-OPCIÓN LIBRE: *aceite de aguacate del Uso o aceite de coco fundido en sitio del Mantequilla.*

SIRVIENDO SUGERENCIA: *Este pastel es bien en su propio, pero si quieres dorar el lirio, prueba alguna Crema batida, Vanilla Alubia Semifreddo, o Salsa de Mantequilla de Cacahuete de Chocolate.*

INSTRUCCIONES de ALMACENAMIENTO: *Este pastel durará para hasta 5 días en la nevera.*

INFORMACIÓN NUTRITIVA

CALORÍAS: 195 | GRASA: 16.7PROTEÍNA | de g: 5.8g | CARBS: 7.4FIBRA | de g: 4.6g |ERYTHRITOL: 13g

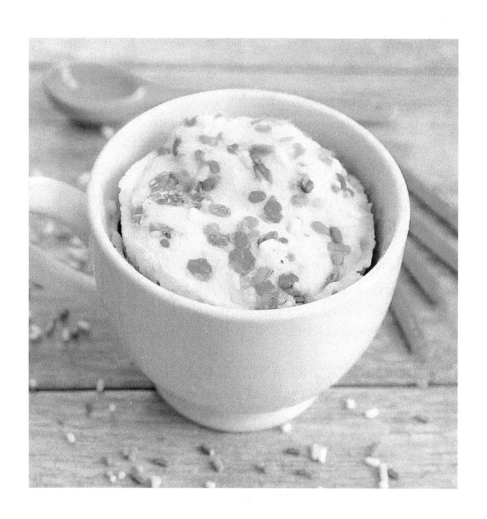

FUNFETTI MUG PASTELES

Cosecha: 2 pasteles (1 por servir)
Prep Tiempo: 5 minutos (no incluyendo tiempo para hacer sprinkles)
Tiempo de cocinero: 20 minutos

Estos mug los pasteles son tan divertidos y fáciles, pero I Encontrado que tuvieron una consistencia mejor cuándo cocida más que microwaved.

Aquello dijo, fácilmente les puedes reventar en la microonda, también.

½ Taza (50g) blanched harina de almendra 2 tablespoons granulado erythritol-basado sweetener ½ Pizca de polvo de hornear de la cucharilla de sal 1 huevo grande blanco 2 tablespoons unsalted Mantequilla, fundido pero no caliente 1 tablespoon cucharilla ½ de agua vanilla extracto 1 tablespoon Coco Sprinkles

SWEETENER OPCIONES:

Siente libre a sweeten este pastel con vuestro preferido sweetener.

1. Preheat El horno a 350°F y grasa dos 4-onza ramekins u ovenproof mugs.

2. En un bol de medio, whisk junto la harina de almendra, sweetener, polvo de hornear , y sal.

Revuelo en el blanco de huevo, mantequilla fundida, agua, y vanilla extracto hasta que bien combinó.

3. Revuelo en el coco sprinkles y dividir el batter equitativamente entre el ramekins.

Cuece para 18 a 20 minutos, hasta las partes superiores son doradas y los pasteles están puestos al tacto.

4. Dejado fresco para 5 minutos, entonces comer directamente del ramekins o dedo cada pastel fuera a un plato para servir.

LÁCTEO-OPCIÓN LIBRE: *aceite de aguacate del Uso o aceite de coco fundido en sitio de la mantequilla.*

INSTRUCCIONES de MICROONDA:
Microonda de uso-seguro ramekins o mugs y Microonda en poder alto para 1 a 2 minutos, hasta los pasteles haber puffed arriba y es firme al tacto.

SIRVIENDO SUGERENCIA: *Superior con una poca Crema batida y unos cuantos más coco sprinkles.*

INFORMACIÓN NUTRITIVA

CALORÍAS: 213 | GRASA: 19.4PROTEÍNA | de g: 5.1g | CARBS: 4.4FIBRA | de g: 1.8g | ERYTHRITOL: 15g

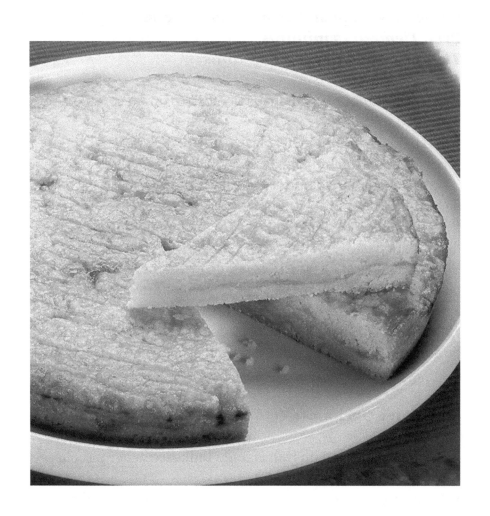

PASTEL de MANTEQUILLA HOLANDESA

Cosecha: Uno pastel de 9 pulgadas (8 servings)
Prep Tiempo: 15 minutos
Tiempo de cocinero: 30 minutos

Inactive Tiempo: 1 hora Esto es un postre con un complejo de identidad.

Es un bajo-carb versión del clásico holandés *boterkoek,* pero no es realmente como un pastel.

Es más como un rico buttery la galleta cocida en una cacerola de pastel.

Pero hey, quién soy I para juzgar? Si lo llaman un pastel, lo llamaré un pastel, también.

⅔ La taza pulverizó erythritol-basado sweetener ½ taza (1 palo) unsalted mantequilla, suavizó 1 almendra de cucharilla extracto 1 huevo grande, ligeramente batido, dividió 1½ tazas (150g) blanched polvo de hornear de cucharilla ½ de harina de almendra ½ sal de cucharilla 1 tablespoon sliced almendras ..

Sweetener Opciones:

Este pastel confía en un pulverizado bulk sweetener para la consistencia correcta.

1. Preheat El horno a 350°F y engrasar un vaso de 9 pulgadas o cacerola de pastel cerámico.

2. En un bol grande, batió el sweetener, mantequilla, y extracto de almendra con un eléctrico
mixer Hasta que bien combinó.

Añade todo pero 2 cucharillas del huevo y batió en.

Añadir la harina de almendra, polvo de hornear, y sal y batió hasta que justo combinó.

El batter será bastante grueso.

3. Extendido el batter en la cacerola de pastel engrasada y suavizar la parte superior.

Cepillo el huevo restante sobre la parte superior. Sprinkle Con el sliced almendras o arreglar las almendras en un patrón decorativo.

4. Cocer el pastel para 25 a 30 minutos, hasta que puffed y dorados marrones.

Todavía sea muy blando.

5. Saca del horno y dejar fresco completamente en la cacerola. Refrigerate Para al menos 1 hora a firme arriba si quieres cortar el pastel a trozos apropiados.

Es también maravilloso scooped fuera de la cacerola como un gooey pastel de mantequilla.

SIRVIENDO SUGERENCIA: *Superior con Crema batida, si deseó.*

INSTRUCCIONES de ALMACENAMIENTO: *Después del inicial chilling, este pastel se puede quedar fuera en el contador para hasta 3 días.*
También pueda quedar en la nevera para hasta 5 días.

INFORMACIÓN NUTRITIVA

CALORÍAS: 240 | GRASA: 22.1PROTEÍNA | de g: 5.6g | CARBS: 4.9FIBRA | de g: 2.3g |ERYTHRITOL: 19.3g

TARTS Y PASTELES

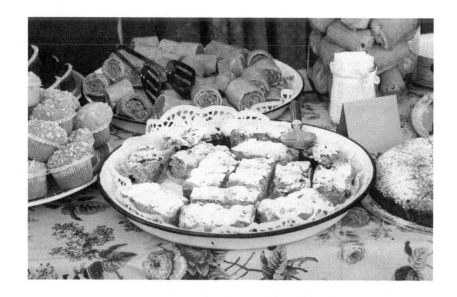

MOCHA PASTEL de CREMA

Cosecha: Uno pastel de 9 pulgadas (10 servings)
Prep Tiempo: 15 minutos (no incluyendo tiempo para hacer crust)
Tiempo de cocinero: 5 minutos

Inactive Tiempo: 3 horas 20 minutos tengo palabras de núm. para qué bien este pastel es.

Espera un segundo; sí, hago! Un creamy mocha relleno En un chocolate rico crust—esto es verdaderamente un pastel de ocasión especial.

Haga pareces un keto estrella de rock del postre!

1 receta Pastel de Chocolate Fácil Crust 1 taza fuerte brewed café, enfriado a temperatura de habitación 1½ hierba de cucharillas-alimentado gelatin 1 taza pesada whipping taza ½ de crema pulverizó erythritol-basado sweetener ¼ taza cocoa polvo 1 cucharilla vanilla extracto

SWEETENER OPCIONES:

El gelatin en el relleno es lo que ayudas este pastel pone correctamente, así que puedes utilizar muy sweetener prefieres.

1. Ligeramente engrasar un 9-la pulgada cerámica o cacerola de pastel del vaso. Prensa el pastel crust mezcla firmemente y equitativamente al inferior y arriba de los lados de la cacerola engrasada.

Refrigerate O la congelación hasta el relleno está a punto.

2. Verter el café a un pequeño saucepan y sprinkle la superficie con el gelatin.

Whisk Para combinar, entonces girar el calor a medio. Trae a un simmer, whisking frecuentemente, para disolver el gelatin.

Dejado fresco para 20 minutos.

3. En un bol grande, combinar la crema, sweetener, cocoa polvo, y vanilla extracto.

Bate con un eléctrico mixer hasta que aguanta cumbres rígidas.

4. Vierte en el enfriado gelatin mezcla y batió hasta blended. Cuchara al chilled crust y refrigerate hasta firme, aproximadamente 3 horas.

CONSEJO: *Si no eres un seguidor de sabor de café, agua de sustituto para el café para un pastel de crema de chocolate sencillo.*

Puedes también skip el crust enteramente y cuchara el Relleno a tazas de postre para un chocolate delicioso o mocha mousse.

SIRVIENDO SUGERENCIA: *Guarnece con una poca Crema batida y algunas alubias de café.*

INSTRUCCIONES de ALMACENAMIENTO: *Este pastel tendría que ser almacenado en la nevera y durará para hasta 5 días.*

Si lo envuelves arriba estrechamente, pueda ser congelado para hasta un mes.

INFORMACIÓN NUTRITIVA

CALORÍAS: 218 | GRASA: 20.2PROTEÍNA | de g: 4.7g | CARBS: 6.2FIBRA | de g: 3.1g |ERYTHRITOL: 18g

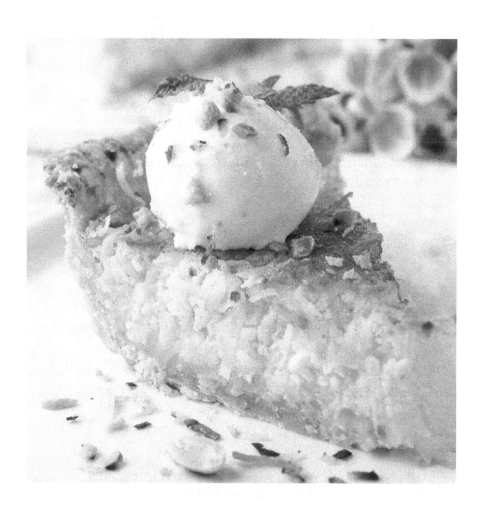

COCO CUSTARD PASTEL

Cosecha: Uno pastel de 9 pulgadas (8 servings)
Prep Tiempo: 10 minutos
Tiempo de cocinero: 50 minutos

Inactive Tiempo: 2 horas 30 minutos este crustless el pastel es como las partes mejores de un pastel de crema del coco: creamy, rico, y lleno de sabor de coco.

Mi receta testers dio ambos la versión láctea y el lácteo-versión libre unos pulgares grandes-arriba!

1 taza pesada whipping taza ¾ de crema pulverizó erythritol-basado sweetener ½ la taza llena-leche de coco gordo 4 huevos grandes ¼ taza (½ palo) unsalted mantequilla, fundido pero no caliente 1¼ tazas unsweetened shredded coco, dividió 3 tablespoons harina de coco

½ Cucharilla de polvo de hornear ½ de la cucharilla vanilla sal ¼ de cucharilla del extracto ..

SWEETENER OPCIONES:

Un pulverizado bulk sweetener da este pastel la consistencia mejor.

1. Preheat El horno a 350°F y exhaustivamente engrasar un vaso de 9 pulgadas o cacerola de pastel cerámico.

2. Sitio la crema, sweetener, leche de coco, huevos, y mantequilla fundida en un blender.

Blend Hasta que bien combinó.

3. Añade 1 taza del shredded coco, la harina de coco, polvo de hornear, vanilla extracto, y sal.

Blend Otra vez hasta que bien combinó.

4. Verter la mezcla a la cacerola de pastel engrasada y sprinkle con la taza ¼ restante de shredded coco. Cuece para 40 a 50

minutos, hasta los bordes están puestos pero el centro todavía jiggles ligeramente cuándo sacudido.

5. Saca del horno y dejar fresco para 30 minutos, entonces refrigerate para 2 horas a firmes arriba antes de que slicing.

LÁCTEO-OPCIÓN LIBRE: *Intercambio la crema y mantequilla para lleno-leche de coco gordo y aceite de coco.*

INSTRUCCIONES de ALMACENAMIENTO: *El creamy la naturaleza de este pastel significa que necesita ser refrigerated. Dure para hasta 5 días.*

SIRVIENDO SUGERENCIA: *confieso, yo drizzled alguna Salsa de Mantequilla de Cacahuete de Chocolate sobre un trozo de este pastel—y estuvo transportado directamente a keto nirvana! Las fresas frescas son también un buenos coronando.*

INFORMACIÓN NUTRITIVA

CALORÍAS: 317 | GRASA: 29.5PROTEÍNA | de g: 5.3g | CARBS: 6.7FIBRA | de g: 2.6g | ERYTHRITOL: 22.5g

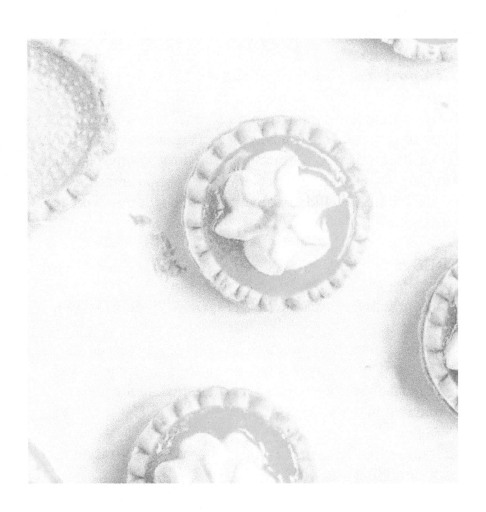

REQUESÓN de LIMÓN TARTLETS

Cosecha: 12 tartlets (1 por servir)
Prep Tiempo: 15 minutos (no incluyendo tiempo para hacer crust)
Tiempo de cocinero: 22 minutos

Inactive Tiempo: 1 Limón de hora el requesón es
De hecho bastante fácil de hacer—especialmente esta versión,
el cual utiliza huevos enteros en vez de huevo justo yolks.
Justo ser seguro para estar encima lo el tiempo entero es en la
estufa, mirándolo cuidadosamente. Cuándo decide espesar
arriba, haga tan en un instante .

CRUST:

1 receta Fácil Shortbread Crust **REQUESÓN de LIMÓN:**

2 huevos grandes ⅓ la taza pulverizó erythritol-basado
sweetener 3 tablespoons zumo de limón fresco 2 cucharillas
limón rallado zest 2½ tablespoons unsalted mantequilla,
cortado a 3 piezas **GUARNECEN:**

12 frambuesas frescas Adicionales pulverizados sweetener,
para sprinkling (opcionales)

SWEETENER OPCIONES:

El relleno de requesón es más hecho con un pulverizado bulk sweetener.

Para HACER EL CRUST:

1. Preheat El horno a 325°F y tachar un estándar-medida muffin cacerola con papel de pergamino o silicona liners.
2. Dividir el shortbread crust mezcla equitativamente entre el preparado muffin tazas y pulsar firmemente al inferior y halfway arriba de los lados de cada taza.
3. Cuece para 10 a 12 minutos, hasta los bordes son justo dorados marrones.
El crusts puff arriba de un poco tan cuecen. Suavemente pulsarles atrás abajo después de sacar del horno.
Dejado fresco completamente.

Para HACER EL REQUESÓN de LIMÓN:

4. En un heatproof vaso o el bol cerámico puesto sobre una cacerola de apenas simmering agua, whisk junto los huevos, sweetener, zumo de limón, y limón zest. Whisk Continuamente hasta la mezcla espesa, aproximadamente 10 minutos.
Reloj cuidadosamente, cuando espese de repente.
5. Inmediatamente sacar del calor y añadir la mantequilla. Dejado sienta para unos cuantos minutos para fundir, entonces whisk hasta el requesón es liso y creamy.
6. Cuchara el requesón al crusts y refrigerate para al menos 1 hora.

Para GUARNECER:

7. Superior cada cual tartlet con una frambuesa y sprinkle con pulverizó sweetener, si deseó.

INFORMACIÓN NUTRITIVA

CALORÍAS: 152 | GRASA: 13.6PROTEÍNA | de g: 4.2g | CARBS: 4FIBRA | de g: 1.9g | ERYTHRITOL: 11.6g

INSTRUCCIONES de ALMACENAMIENTO: *Estos tartlets tendría que ser mantenido refrigerated.*
Durarán para hasta 5 días.

CONSEJO: *Si doce tartlets es demasiados para ti, fácilmente puedes hacer un lote medio de esta receta.*
Justo ser seguro para mirar aquel requesón cuidadosamente, cuando la cantidad más pequeña cocinará un poco más rápido.

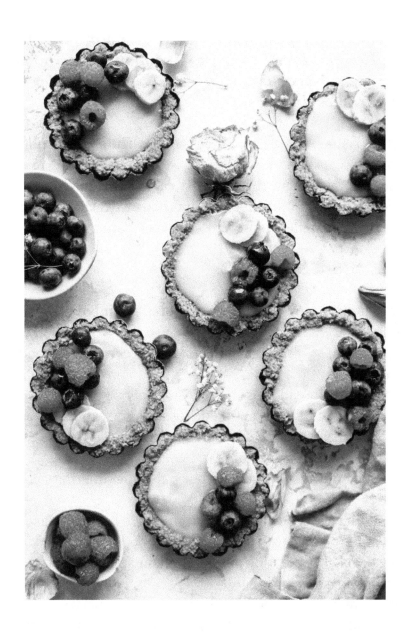

LÁCTEO-FRUTA LIBRE TARTS

Cosecha: Dos 4-pulgada tarts (½ tart por servir)
Prep Tiempo: 15 minutos (no incluyendo tiempo para
hacer crust o crema batida)
Tiempo de cocinero: —

Inactive Tiempo: 1 a 2 horas estos creamy fruta-coronó tarts es tan bien, nunca perderás el lácteo!
½ La receta Fácil Shortbread Crust, lácteo-opción libre 1 Coco de receta Crema batida, hecho con taza de extracto ½ del coco bayas frescas mixtas menta Fresca sprigs, para guarnecer

SWEETENER OPCIONES:

Puedes utilizar muy sweetener prefieres en ambos el crust y el relleno.
1. Ligeramente grasa dos 4-pulgada tart cacerolas con fondos desmontables.
Dividir el shortbread crust mezcla entre ellos y pulsar firmemente al inferior y arriba de los lados de cada cacerola.
Sitio el crusts en el congelador a firme arriba, aproximadamente 15 minutos.
2. Suavemente loosen el crusts por pulsar del inferior y sacar los lados.
Sea más fácil de conseguir el crusts fuera de las cacerolas ahora antes de que están llenados.
3. Dividir la crema batida equitativamente entre el tarts y extendido lo a los bordes.
Refrigerate Para 1 a 2 horas a firmes arriba un poco.
4. Arreglar las bayas en un patrón decorativo en las partes superiores del tarts y guarnecer cada tart con un sprig de menta.

INSTRUCCIONES de ALMACENAMIENTO: *Estos tarts tendría que ser mantenido en la nevera y durará para hasta 5 días.*

CONSEJO: *Por qué sí, puedes plegar esta receta y hacer uno grande 9-pulgada tart.*
El relleno puede tomar un poco más largo de poner correctamente. También puedes hacer más pequeño tarts similar al Requesón de Limón Tartlets.
Esta receta hará 6 pequeño tartlets.

INFORMACIÓN NUTRITIVA

CALORÍAS: 306 | GRASA: 28.9PROTEÍNA | de g: 5.8g | CARBS: 8.3FIBRA | de g: 3g |ERYTHRITOL: 22.5g

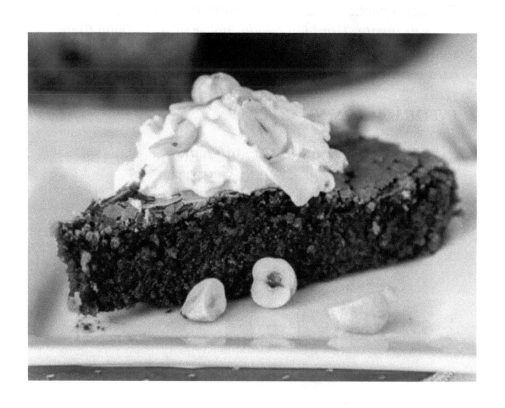

AVELLANA de CHOCOLATE BROWNIE PASTEL

Cosecha: Uno pastel de 9 pulgadas (8 servings)
Prep Tiempo: 10 minutos (no incluyendo tiempo para hacer crema batida)
Tiempo de cocinero: 30 minutos

Inactive Tiempo: 2 horas I chocolate de amor y la avellana junta casi tanto como I chocolate de amor y mantequilla de cacahuete junta.

Cuál está diciendo mucho.

Este pastel tiene un maravilloso brownie-gustar textura—el mejor de todos los mundos posibles!

4 onzas unsweetened chocolate, coarsely chopped ¾ la taza granuló erythritol basado sweetener ½ la taza que hierve agua 4 huevos grandes ½ taza (1 palo) unsalted mantequilla, cortado a tablespoons 1 cucharilla vanilla extracto 1 taza (100g) comida de avellana **GUARNECE:**

Crema batida Chopped tostó avellanas

SWEETENER OPCIONES:

Realmente muy sweetener hará aquí.

1. Preheat El horno a 350°F y engrasar un vaso de 9 pulgadas o cacerola de pastel cerámico.

2. En un procesador alimentario, pulso el coarsely chopped chocolate y sweetener hasta el chocolate es finely chopped.

Con la máquina que corre en alto, despacio

Vierte en el agua de hervir hasta el chocolate está fundida y liso.

3. Añadir los huevos, mantequilla, y vanilla extracto y pulso hasta que bien combinó.

Añadir la comida de avellana y pulso hasta que incorporó.

4. Verter el batter a la cacerola engrasada y cocer para 25 a 30 minutos, hasta los bordes son amablemente puestos pero el medio es todavía un poco que mira mojado.

Saca del horno y dejar fresco a temperatura de habitación, entonces refrigerate para 2 horas a empresa

Arriba.

5. Guarnece con crema batida y tostó avellanas.

LÁCTEO-OPCIÓN LIBRE: *Reemplazar la mantequilla con un aceite neutro que no overpower el sabor delicado de las avellanas, como aceite de aguacate o refined aceite de coco. Guarnece con Crema batida de Coco sazonada con vanilla extracto, si deseó.*

SIRVIENDO SUGERENCIA: *Quiere tomar este pastel a un nivel nuevo entero? Prueba drizzling algún Homemade Avellana de Chocolate Extendida arriba!*

SUGERENCIAS de ALMACENAMIENTO: *Este pastel durará para hasta 5 días en la nevera. Envuelto estrechamente, pueda ser congelado para hasta un mes.*

CONSEJO: *Si quieres amp arriba del sabor de avellana, prueba utilizar extracto de avellana en sitio del vanilla. Uno de mi receta testers realmente disfrutado el pastel de este modo.*

INFORMACIÓN NUTRITIVA

CALORÍAS: 324 | GRASA: 28.4PROTEÍNA | de g: 7.3g |
CARBS: 6.8FIBRA | de g: 3.9g |ERYTHRITOL: 22.5g__

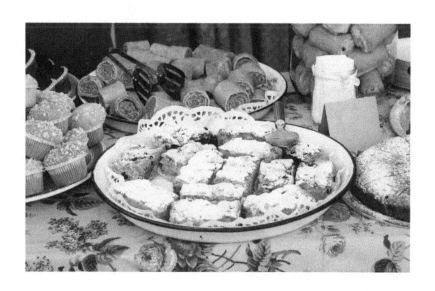

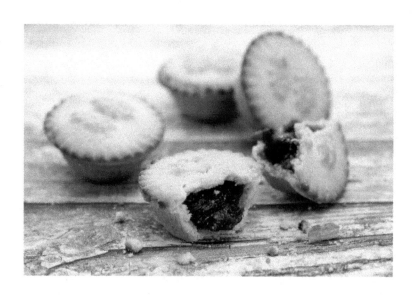

☆ 55% FUERA para Librería AHORA en $ 27,95 en vez de $ 38,95! ☆

Eres interesado en perder peso fácilmente

SIN TENIENDO QUE TENER Muchos REENCUENTROS?

Keto Golosinas de dieta y los postres es la guía correcta para ti.
27 recetas rápidas y fáciles para disfrutar día por día.

Come bien para sentir sano.
.
Compra es AHORA y dejar vuestros Clientes consiguen adictos a este libro asombroso!